BEI GRIN MACHT SICH IHR WISSEN BEZAHLT

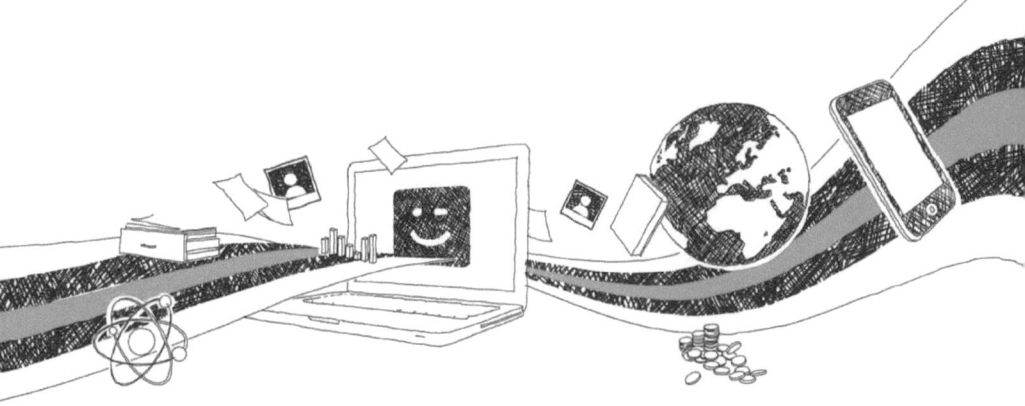
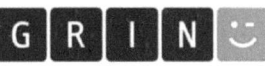

Jan Sulik

**Der Pathologists´ Assistant als Obduzent. Mögliches
Vorbild für die Übertragung ärztlicher Aufgaben an
Medizinalfachberufe in Deutschland**

GRIN Verlag

Bibliografische Information der Deutschen Nationalbibliothek:

Die Deutsche Bibliothek verzeichnet diese Publikation in der Deutschen National-
bibliografie; detaillierte bibliografische Daten sind im Internet über http://dnb.d-
nb.de/ abrufbar.

Impressum:

Copyright © 2014 GRIN Verlag GmbH
Druck und Bindung: Books on Demand GmbH, Norderstedt Germany
ISBN: 978-3-656-59862-6

Dieses Buch bei GRIN:

http://www.grin.com/de/e-book/268861/der-pathologists-assistant-als-obduzent-
moegliches-vorbild-fuer-die-uebertragung

GRIN - Your knowledge has value

Der GRIN Verlag publiziert seit 1998 wissenschaftliche Arbeiten von Studenten, Hochschullehrern und anderen Akademikern als eBook und gedrucktes Buch. Die Verlagswebsite www.grin.com ist die ideale Plattform zur Veröffentlichung von Hausarbeiten, Abschlussarbeiten, wissenschaftlichen Aufsätzen, Dissertationen und Fachbüchern.

Besuchen Sie uns im Internet:

http://www.grin.com/

http://www.facebook.com/grincom

http://www.twitter.com/grin_com

Inhalt

1. Einleitung

In Deutschland unterliegt die Autopsie eines im Krankenhaus verstorbenen Patienten dem Landesrecht. Im Berliner Sektionsgesetz sind Ärzte als diejenige Berufsgruppe eindeutig benannt, die eine klinische Obduktion durchführen (§ 1), protokollieren (§ 6) und verantworten (§ 2).[1]

Nach eigenen Erfahrungen ist es eine absolute Rarität, dass ein Arzt eine komplette Obduktion völlig ohne Assistenz bestreitet. In der Praxis wird eine klinische Sektion fast immer in Kooperation zwischen einem ärztlichem Obduzenten und einem Sektionsassistenten (Präparator) durchgeführt.[2] Die konkrete Aufgabenverteilung innerhalb des Sektionsprozesses ist dabei sehr variabel, hängt stark von den Akteuren ab und bewegt sich zwischen zwei Extremen: Am einen Ende der Skala führt der Arzt nahezu die komplette Sektion persönlich und selbständig aus, und wird durch den Präparator lediglich von eher handwerklichen oder zeitraubenden Handgriffen wie der Eröffnung des Schädels oder der abschließenden Wiederherstellung des Leichnams entlastet. Am anderen Ende der Skala wird die komplette Obduktion durch einen medizinischen Präparator ausgeführt, der den Arzt bei Bedarf hinzuzieht und ihm am Ende die fertig präparierten Organe als Grundlage der zu stellenden ärztlichen Diagnosen präsentiert. In den letzten 150 Jahren haben sich im Zuge des medizinischen Erkenntnisfortschritts die Obduktionspathologie selbst sowie ihre Bedeutung innerhalb der klinischen Medizin verändert. In der Folge verschob sich die Aufgabenverteilung zwischen Arzt und Präparator. Aus dem einstigen Sektionsdiener ist ein Medizinalfachberuf (MFB) geworden, die berufliche Qualifikation und Kompetenz des Präparators haben sich weiterentwickelt, sein Anteil an der Obduktion und damit an der Verantwortung für das Ergebnis ist deutlich gestiegen.

Gegenwärtige Trends, die aufzuzeigen sein werden, lassen nun Überlegungen berechtigt erscheinen, die manuelle technische Durchführung der klinischen Obduktion unter bestimmten Voraussetzungen regelmäßig von Ärzten an nichtärztliche Gesundheitsberufe zu übertragen. Dazu gibt es bereits Erfahrungen in anderen Ländern. Es ist Ziel dieser

---

1 Vgl. Gesetz zur Regelung des Sektionswesens (Sektionsgesetz) vom 18.06.1996 (GVBl. S. 237), neugefasst durch Gesetz vom 24. 7. 2001 (GVBl. S. 302), zuletzt geändert durch Gesetz vom 15.10.2001 (GVBl. 540). http://gesetze.berlin.de/?typ=reference&y=100&g=Bln58021. 13.01.2014

2 In dieser Arbeit wird auf die Nennung beider Geschlechter verzichtet, um den Text besser lesbar zu gestalten. Die männliche Form meint beide Geschlechter. Die Leserinnen bitte ich dafür um Verständnis.

Hausarbeit, darzustellen warum und wie diese Aufgabenübertragung in einem anderen Gesundheitssystem (USA) bereits realisiert wurde, ob sie sich dort bewährt hat und ob dieses Modell theoretisch auch in Deutschland umsetzbar und dazu geeignet ist, das drohende Aussterben der klinischen Obduktion abzuwenden.

Aus Gründen des von vornherein begrenzten Umfangs dieser Arbeit werden nur diejenigen Aspekte näher betrachtet, die einen unmittelbaren Bezug zur Fragestellung haben und für das Verständnis der konkreten Problematik relevant sind. Allgemeine Rahmenbedingungen, anerkannte Tatsachen und gültige Fakten können bei Bedarf in den angegebenen Quellen geprüft und vertieft werden.

2. Die klinische Obduktion in Deutschland: Aktuelle Situation

"Es gehört zu den zentralen Aufgaben des Staates, die Gesundheit, das Leben und die Sicherheit seiner Bürger zu schützen... . Die Obduktion ... ist eine zentrale Säule der Qualitätssicherung im Gesundheitswesen und stellt somit einen essentiellen Bestandteil der Gesundheitsfürsorge dar. Der Gesetzgeber sollte sich daher verpflichtet fühlen, die zur Durchführung einer ausreichenden Anzahl von Obduktionen notwendigen rechtlichen, ökonomischen und faktischen Voraussetzungen zu schaffen." [3]

Allein die Tatsache, dass die Bundesärztekammer ausführlich zur Bedeutung der Obduktion für das Gesundheitswesen Stellung nimmt, weist darauf hin, dass es offenbar Veränderungsbedarf bei denjenigen Autopsien gibt, die im Anschluss an (letal verlaufene) medizinische Behandlungen durchgeführt werden. In der überwiegenden Mehrzahl sind dies in Instituten für Pathologie durchgeführte sog. "klinische Obduktionen" von im Krankenhaus verstorbenen Patienten. Selten betrifft es Patienten, die während ambulanter Behandlungen versterben.

2.1. Begriffsklärung

Die Begriffe Sektion, Obduktion, Autopsie und innere Leichenschau können synonym verwendet werden, im deutschen Sprachraum eher ungebräuchlich aber bedeutungsgleich ist auch Nekropsie. Der Duden vermittelt die Bedeutung all dieser Begriffe durchgängig mit der Öffnung eines Körpers bzw. einer Leiche zur Feststellung der To-

---

3 Bundesärztekammer (Hrsg.) Stellungnahme Autopsie -Langfassung-, 2005, S.5
http://www.bundesaerztekammer.de/downloads/AutLang.pdf. 07.12.2013

desursache.[4] In Deutschland werden mehrere Arten der Obduktion unterschieden: Die gerichtliche Sektion (§§ 152 Abs. 2, 87 ff. StPO), die anatomische Sektion (z.b. §§ 7-9 SekG), die infektionsschutzrechtliche Sektion (§ 26 Abs. 3 IfSG), die sozialversicherungsrechtliche Sektion (vgl. § 63 Abs. 2 SBG VII), die privatversicherungsrechtlich begründete Sektion, die Sektionen im Auftrag der Totensorgeberechtigten (sog. Privatsektionen) sowie die klinische Sektion (§§ 1-6 SekG).[5] In dieser Arbeit ist ausschließlich die klinische Obduktion Gegenstand der Betrachtung.

Sie kann charakterisiert werden als "... die letzte ärztliche Handlung zugunsten der Patienten und der Allgemeinheit ..., die ärztliche fachgerechte Öffnung einer Leiche, die Entnahme und Untersuchung von Teilen sowie die äußere Wiederherstellung des Leichnams. ... Die klinische Sektion dient der Qualitätskontrolle und Überprüfung ärztlichen Handelns im Hinblick auf Diagnose, Therapie und Todesursache, der Lehre und Ausbildung, der Epidemiologie, der medizinischen Forschung sowie Begutachtung."[6] Des Weiteren kann sie für das Krankenhaus abrechnungsrelevante Informationen aufdecken, Rechtssicherheit für alle Beteiligten schaffen (z.b. bei offenen oder unausgesprochenen Vorwürfen oder Verdächtigungen) und den Trauerprozess unterstützen.[7]

In den Paragraphen 1, 4 und 6 des Berliner Sektionsgesetzes definiert der Gesetzgeber die klinische Obduktion als ärztliche Tätigkeit.[8] Analog zu anderen medizinischen Fachdisziplinen wird der pathologisch tätige Arzt durch medizinalfachberufliche Assistenten unterstützt. Der Gesundheitsfachberuf für den Obduktionsbereich trägt die Bezeichnung "Medizinischer Sektions- und Präparationsassistent"[9] bzw. "Präparationstechnischer Assistent".[10] Für beide Bezeichnungen wird nachfolgend der Begriff Präparator verwendet.

---

4 Vgl. http://www.duden.de/rechtschreibung/Autopsie, 08.12.2013

5 Vgl. Ärztekammer Berlin (Hrsg.) Die ärztliche Leichenschau. http://www.aerztekammer-berlin.de/10arzt/30_Berufsrecht/08_Berufsrechtliches/04_Praxisorga/Merkblatt_Leichenschau.pdf. 13.01.2014

6 § 1 Sektionsgesetz (FN 1)

7 Vgl. Bundesverband Deutscher Pathologen e.V., Deutsche Gesellschaft für Pathologie e.V. (Hrsg.) Anleitung zur Durchführung von Obduktionen in der Pathologie, Version 2.0, 2008, S.4 http://www.dgp-berlin.de/downloads/public/guidelines/anleitungen/Anleitung_Obduktion.pdf, 11.12.2013

8 Vgl. §§ 1, 4 und 6 Sektionsgesetz (FN 1)

9 § 1 Medizinalfachberufegesetz (MedfaG) geänd. mWv 14. 10. 1990 durch G v. 6. 10. 1990 (GVBl. S. 2149); geänd. mWv 23. 12. 2007 durch G v. 15. 12. 2007 (GVBl. S. 617). http://gesetze.berlin.de/?typ=reference&y=100&g=BlnMedfaG. 13.01.2014

10 Vgl. Verordnung über die Ausbildung und Prüfung in den Bildungsgängen des Berufskollegs (Ausbildungs- und Prüfungsordnung Berufskolleg - APO-BK) vom 26. Mai 1999 i.V.m. § 52 des Schulgesetzes für das Land Nordrhein-Westfalen (Schulgesetz NRW - SchulG) vom 15. Februar 2005 (GV. NRW. S. 102). https://recht.nrw.de/lmi/owa/br_show_anlage?p_id=20461. 13.01.2014

4

2.2. Akteure

2.2.1. Arzt

Anders als in der Öffentlichkeit vermutet nimmt im beruflichen Selbstverständnis und im Arbeitsalltag der Ärzte eines Instituts für Pathologie die Obduktion nur noch einen geringen Stellenwert ein. Pathologen wollen eher als Krebsdiagnostiker und als "Lotsen der Therapie" [11] wahrgenommen werden.[12] Die autoptische Tätigkeit im Seziersaal verschafft Pathologen jedoch erst die Wissensbasis dafür, bioptisch gewonnenes Gewebe am Mikroskop beurteilen zu können.[13] Dementsprechend werden Obduktionen häufiger durch Weiterbildungsassistenten (Ärzte in der Weiterbildung zum Facharzt für Pathologie) unter Aufsicht eines Facharztes durchgeführt [14], als durch letztere selbst. Im Verlauf der Facharztweiterbildung Pathologie sollen "Kenntnisse, Erfahrungen und Fertigkeiten in ... der Obduktionstätigkeit einschließlich spezieller Präparations- und Nachweismethoden der makroskopischen Diagnostik ... [und] der Herrichtung von obduzierten Leichen ..." [15] erworben werden. Bis zum Zeitpunkt der Facharztprüfung sollen ca. 150 Obduktionen "einschließlich histologischer Untersuchungen, epikritischer Auswertung und Dokumentation" [16] selbst durchgeführt werden.

Unabhängig davon, ob auf ärztlicher Seite Weiterbildungsassistenten oder Fachärzte tätig sind, assistiert am Seziertisch ein Präparator.

2.2.2. Präparator

Es gibt keine statistische Erfassung von und kein Register für medizinische Präparatoren. Ausgehend von den Arbeits- und Personalstrukturen in Instituten und Praxen für Pathologie und Rechtsmedizin dürfte anzunehmen sein, dass es in den obduzierenden medizinischen Fächern in Deutschland weniger Präparatoren als Ärzte gibt (Stand

---

11 N.N., Lotsen der Therapie. Der Spiegel, Hamburg 1997, S. 208-212.
http://wissen.spiegel.de/wissen/image/show.html?did=8811977&aref=image015/SP1997/046/SP199704602080212.pdf&thumb=false, 21.12.2013

12 Schlaake, W. Der Arzt für Pathologie - Eine Richtigstellung.
In: Gesellschafts-politische Kommentare (43), Sonder-Nr.3, Bonn, Verlag Gesellschaftspolitische Kommentare 2002, S. 3-5
http://www.pathologie.de/pathologie/broschuerenveroeffentlichungen/gesellschaftspolitische-kommentare/, 21.12.2013

13 Vgl. Becker, V. Die klinische Obduktion. Not und Notwendigkeit. perimed Fachbuch-Verlagsgesellschaft mbH 1986, S. 66 u. 69

14 Vgl. Bundesverband Deutscher Pathologen e.V., Deutsche Gesellschaft für Pathologie e.V. (Hrsg) (FN 7), S.10

15 Bundesärztekammer (Hrsg.) (Muster-)Logbuch über die Facharztweiterbildung Pathologie. Berlin 2011, S.4 und 5
http://www.bundesaerztekammer.de/downloads/MLogbuch-23-2-FA-Pathologie.pdf, 21.12.2013

16 Bundesärztekammer (Hrsg.) (FN 15), S.6

31.12.2012: 1535 berufstätige Pathologen und 229 berufstätige Rechtsmediziner [17]).

Gemessen an den offiziellen Absolventenzahlen der Schulen des Gesundheitswesens gehört der Beruf des Präparators zu den seltensten Gesundheitsberufen überhaupt.[18] Unter dem nicht geschützten Sammelbegriff "Präparator" werden medizinische Sektions- und Präparationsassistenten, präparationstechnische Assistenten, Facharbeiter für medizinische Sektionstechnik (DDR) und z.T. angelernte Sektionsgehilfen zusammengefasst. Die Ausbildungszeit beträgt aktuell je nach Ausbildungsmodell 1-3 Jahre.

Das berufliche Aufgabenspektrum des Präparators an einem Institut für Pathologie ist sehr vielfältig und hängt vor allem von der Anzahl der Verstorbenen und der Sektionen ab. Seine Kernkompetenz liegt in der Assistenz des Arztes bei der klinischen Obduktion. Im Allgemeinen bereitet er die Obduktion vor, entnimmt alle Organe, richtet den Leichnam nach der Obduktion wieder her, organisiert die klinisch-pathologische Fallbesprechung und führt die Fotodokumentation durch. Der Präparator sorgt für den ordnungsgemäßen Zustand der Räumlichkeiten, Geräte und Instrumente sowie für die Einhaltung der Hygienevorschriften.[19] Fast immer umfasst sein Verantwortungsbereich die Obhut über die Verstorbenen und deren Nachlass, die Durchführung von Aufbahrungen Verstorbener für die Abschiednahme durch Hinterbliebene und die Herausgabe von Verstorbenen an Bestatter. Gelegentlich ist er in die administrative Sterbefallbearbeitung eingebunden, d.h. er prüft die Totenscheine, berät Angehörige und steht in Kontakt zu Ämtern und Behörden. Bei sämtlichen Tätigkeiten sind rechtliche Aspekte zu beachten, die sich z.B. aus dem Personenstandsgesetz, dem Infektionsschutzgesetz, aus Datenschutzregelungen, dem Bestattungsgesetz oder dem Sektionsgesetz ergeben. Es ist zu betonen, dass die Arbeit mit Verstorbenen und Angehörigen ein "besonders hohes Maß an menschlicher Reife, Verantwortungsbewusstsein und Umsicht" [20] verlangt, nicht zuletzt deshalb, weil bei der Arbeit mit Verstorbenen und Hinterbliebenen nichts korrigiert werden kann. Es gibt immer nur einen Versuch.

---

17 Bundesärztekammer (Hrsg.) Abbildungen und Tabellen zur Ärztestatistik der Bundesärztekammer zum 31.12.2012. Berlin 2013, Tabelle 3. http://www.bundesaerztekammer.de/downloads/Stat12Abbildungsteil.pdf, 21.12.2013

18 Vgl. Bundesministerium für Gesundheit (Hrsg.) Daten des Gesundheitswesens 2013, S. 96, https://www.bundesgesundheitsministerium.de/fileadmin/dateien/Publikationen/Gesundheit/Broschueren/Daten_des_Gesundheitsw esens, 28.12.2013

19 Vgl. Verband Deutscher Präparatoren (Hrsg.) Berufsprofil. http://www.praeparation.de/berufsinfos/berufsprofil/, 21.12.2013

20 Verband Deutscher Präparatoren (Hrsg.) (FN 18)

Aufgrund ihrer medizinischen Ausbildung werden Präparatoren ferner gern im Patholo-gie-Labor als kostengünstige Hilfs- und Zuarbeiter eingesetzt. Dort unterstützen und entlasten sie entweder Medizinisch-Technische Assistenten (MTA) oder Ärzte.

2.3. Aktuelle Misere

Die klinische Obduktion, das Haupttätigkeitsfeld des Präparators, ist ein Verfahren mit ungewisser Zukunft. Die Autopsiezahlen in Deutschland und der westlichen Welt sind seit Jahren rückläufig bzw. stagnieren auf niedrigem Niveau.[21, 22] Die Ursachen hierfür sind sehr vielfältig, bedingen z.t. einander, wurden und werden umfangreich diskutiert und können an dieser Stelle nicht eingehend untersucht werden. Fest steht: Ein immer seltener angewandtes medizinisches Verfahren ohne Entwicklungsfortschritte, von des-sen notwendigem Fortbestand große Teile der Ärzteschaft nicht überzeugt zu sein scheinen, stirbt irgendwann aus. In einer Analyse von Kahl (2009) wird der klinischen Obduktion ein "Legitimitätsproblem" bescheinigt.[23] Die bekannten Gründe für den Nie-dergang der Sektion kondensieren bei ihr in der "... zentralen Frage ..., wie die Obduk-tion im medizinischen System verankert ist. Welche Bedeutung (sprich: Funktion) nimmt die Obduktion im gegenwärtigen medizinischen System tatsächlich ein?"[24]

Die Pathologen haben es bisher nicht vermocht, ihre faktische Abkehr von der klini-schen Sektion zu verhindern. Ihr berufliches Aufgabenfeld hat sich in der 2. Hälfte des 20. Jahrhunderts derart erweitert und verlagert, dass sie " ... die klinische Sektion für ihre Legitimation nicht mehr nötig [haben], und sie spielt für ihre berufliche Karriere keine wesentliche Rolle mehr. So ist das Eigeninteresse der Pathologen ... nur noch marginal mit der klinischen Sektion verknüpft."[25]

Es kann nun nicht Aufgabe eines Medizinalfachberufs sein, die klinische Sektion neu zu definieren und ihr einen Platz im modernen, stark ökonomisch geprägten Gesundheits-wesen zuzuweisen. Präparatoren in Instituten und Praxen für Pathologie haben jedoch,

---

21 Vgl. Bundesärztekammer (Hrsg.) (FN 3), S.10

22 Vgl. Groß, D. Die historische Entwicklung der äußeren und inneren Leichenschau in Deutschland unter Berücksichtigung ethi-scher Fragen. Dissertation, Ulm 2001, S. 84

23 Vgl. ausführlich Kahl, A. Das Trajekt der Obduktion. In: Knoblauch, H. et al. (Hrsg.)
Der Tod, der tote Körper und die klinische Sektion. Duncker & Humblot, Berlin 2010, S. 89-108, S. 106

24 Kahl, A. (FN 22), S. 106

25 Vgl. ausführlich Schweickardt, C. Der Wandel des Berufsbilds des Pathologen. In: Knoblauch, H. et al. (Hrsg.)
Der Tod, der tote Körper und die klinische Sektion. Duncker & Humblot, Berlin 2010, S. 137-146, S. 143

im Gegensatz zu den Pathologen, ein existentielles Interesse daran, im Rahmen ihrer Möglichkeiten Einfluss darauf zu nehmen, dass die klinische Obduktion nicht verschwindet und dass die Pathologie als Fach trotz allem auch weiterhin die Sektionskompetenz nicht ganz an andere Fächer, z.b. die Rechtsmedizin, abgibt.[26] Dazu müssen Präparatoren die Ursachen für den Niedergang der klinischen Obduktion kennen und an denjenigen Stellen aktiv gegensteuern, an denen sie im Rahmen ihres jeweiligen Aufgabenspektrums Einfluss nehmen können. Nach außen hin ist gegenüber Klinikern, Hinterbliebenen, anderen Medizinalfachberufen, administrativ Tätigen und Bestattern unverändert eine aktive, engagierte, informierende Grundhaltung pro Sektion notwendig und hilfreich. Innerhalb der Pathologie stellt sich für Präparatoren allerdings die Frage, ob eine Optimierung der Assistenz am Seziertisch in ihrer bisherigen Form ausreicht, die Situation der klinischen Obduktion zu stabilisieren bzw. zu verbessern, oder ob man nicht das Sektionsprocedere, die eigentliche Aufgabenverteilung, neu organisieren sollte.

Obduzierende Ärzte beklagen oft, dass ihnen die Zeit am Seziertisch an anderer Stelle, bei subjektiv als wichtiger und angenehmer empfundenen Tätigkeiten fehlt.[27] Nach langjähriger Tätigkeit im Seziersaal mit hunderten bis tausenden durchgeführten Sektionen verfügt ein Präparator i.d.R. über einen großen Erfahrungsschatz und ein weites Spektrum an Präparationstechniken, was schon jetzt den im Seziersaal tätigen Weiterbildungsassistenten zu Gute kommt. Es ist allgemeiner Trend im deutschen Gesundheitswesen, zur zeitlichen Entlastung der Ärzte arztfremde Aufgaben an andere Berufsgruppen zu delegieren. Sollte man also im Umkehrschluss zu Schweickardt (FN 25) nicht einen möglichst großen Anteil der Obduktion denjenigen Akteuren übertragen, in und für deren Beruf die klinische Sektion eine wesentliche Rolle spielt und die ein maximales Eigeninteresse an ihr haben?

Ein berufspolitischer Blick ins Ausland macht deutlich, dass sich im Fach Pathologie diese Frage aus unterschiedlichen Gründen heraus bereits stellte, so z.B. in Japan[28], Ka-

---

26 Vgl. Schweickardt, C. (FN 25), S. 140

27 Vgl. Schweickardt, C. (FN 25), S. 143

28 Vgl. Murata, T. Pathologists' assistant system in Japan. Rinsho Byori. 2006 Feb;54(2), S.188-91.
http://www.ncbi.nlm.nih.gov/pubmed/16548241. 15.01.2014

nada, Australien, Neuseeland, Dänemark und nicht zuletzt in den USA.[29] Am Beispiel der Vereinigten Staaten von Amerika soll gezeigt werden, welche Folgen eine veränderte Aufgabenverteilung zwischen Arzt und Präparator nach sich zog.

3. Pathologie und die klinische Obduktion in den USA: Aktuelle Situation

Der unter 2.3 beschriebene Trend sinkender Obduktionsquoten betrifft auch die USA, die Zahlen sind denen in Deutschland sehr ähnlich. Die verfügbaren Daten gehen von geschätzten 50% obduzierten Verstorbenen Ende der 1940er Jahre aus und zeigen im weiteren Verlauf für 1964 eine Sektionsrate von 41% aller im Krankenhaus verstorbenen Patienten, für 1974 noch 18%, 1988 nur noch 12% und 1999 in den meisten Krankenhäusern lediglich 0-5%.[30,31] Als einschneidendes Ereignis gilt dabei die 1971 getroffene Entscheidung der gemeinsamen Kommission für die Akkreditierung von Krankenhäusern der American Medical Association, auf eine bestimmte Obduktionsrate (25%) als Anerkennungskriterium für Krankenhäuser zu verzichten.[32,33] Damit entfiel der letzte Anreiz für Krankenhäuser, wenigstens eine minimale Sektionszahl beizubehalten.

Parallel dazu vollzog sich auch in den USA der oben erwähnte Wandel des Berufsbildes des Pathologen weg von der Autopsie hin zu immer vielfältigeren Methoden der Diagnostik für den lebenden Patienten. Verschiedene Auswirkungen können in vergleichbarer Weise auch dort beobachtet werden. Gegenwärtig werden z.B. die negativen Folgen der geringen Sektionsquoten für die Facharztweiterbildung in der Pathologie erkannt, da die berufliche Basis nach wie vor im Seziersaal gelegt wird und viele grundlegende Kompetenzen für die spätere Tätigkeit am Mikroskop dort erworben werden.[34]

29 Vgl. Reilly, T. The Role of Pathologists' Assistants in Anatomic Pathology. In: Australasian Division of the International Academy of Pathology Limited (Hrsg.) Newsletter 2007 - Number One. http://www.iap-aus.org.au/2007no1.html. 28.12.2013

30 Vgl. Robert-Koch-Institut (Hrsg.) Epidemiologisches Bulletin 2000 Nr.5, S.1.
https://www.rki.de/DE/Content/Infekt/EpidBull/Archiv/2000/Ausgabenlinks/05_00.pdf?__blob=publicationFile. 13.01.2014

31 Vgl. Nemetz, P. et al. Assessing the Autopsy. Am J Pathol 128 (1987) Nr.2, S.366-368.
http://www.ncbi.nlm.nih.gov/pmc/articles/PMC1899625/pdf/amjpathol00143-0164.pdf. 13.01.2014

32 Vgl. Timmermanns, S. Retreat of the Autopsy. In: Knoblauch, H. et al. (Hrsg.)
Der Tod, der tote Körper und die klinische Sektion. Duncker & Humblot, Berlin 2010, S. 127-135, S. 128

33 Vgl. Becker, V. (FN 13), S. 8

34 Vgl. Talbert, M.L. et al. Resident Preparation for Practice. Arch Pathol Lab Med 133 (July 2009), S.1146
http://www.archivesofpathology.org/doi/pdf/10.1043/1543-2165-133.7.1139. 13.01.2014

Kürzungen bei Bundeszuschüssen für medizinische Ausbildungsprogramme, Reduzierungen bei der Krankenhausvergütung und demografische Veränderungen führen zu einem Mangel an Weiterbildungsassistenten und entsprechenden Stellen. In einem sehr markt-, wettbewerbs- und kostenorientierten Gesundheitssystem wie dem US-amerikanischen werden zudem häufig ökonomische Gründe für die vermehrte Arbeitsbelastung, Personalkürzungen und höheren Kostendruck auf Institute und Praxen für Pathologie angeführt.[35,36] Managed-care-Systeme mit der ihnen eigenen kurzsichtigen Kostenfixierung zwingen die Leistungserbringer, zur Bewältigung der steigenden Leistungsanforderungen mehr und mehr auf nichtärztliches Personal zurückzugreifen.[37, 38] Für die klinischen Obduktionen bleibt das nicht folgenlos.

3.1. Akteure

Wie in Deutschland liegt auch in den USA die Obduktion in der Gesamtverantwortung eines Arztes, da es sich insgesamt um eine komplexe Tätigkeit handelt. Das Zusammenführen und medizinische Beurteilen aller vorangegangenen Arbeitsschritte und das Stellen von Diagnosen sind intellektuell und funktionell unteilbar und setzen ärztliches Fachwissen voraus.[39] Während ihrer Ausbildung zum Facharzt für Pathologie müssen Weiterbildungsassistenten 50 Obduktionen selbst durchführen.[40]

In US-amerikanischen Seziersälen assistieren den Ärzten sog. "Diener" [41] (vergleichbar mit Sektionsgehilfen), Autopsy Assistants bzw. Autopsy Technicians [42] (vergleichbar mit Medizinischen Sektionsassistenten) oder Pathology Assistants. All diese Bezeichnungen sind nicht geschützt, die entsprechenden Stellenbezeichnungen sind sehr varia-

---

35 Vgl. Robboy, S.J. et al. Pathologist Workforce in the United States. Arch Pathol Lab Med. 137 (2013), S.1723–1732
http://www.archivesofpathology.org/doi/pdf/10.5858/arpa.2013-0200-OA. 13.01.2014

36 Vgl. Association of Directors of Anatomic and Surgical Pathology (Hrsg.)
Recommendations for the Supervision of Pathology Assistants. Am J Surg Pathol 30 (2006) Nr.4, S.537-538
http://journals.lww.com/ajsp/Citation/2006/04000/Recommendations_for_the_Supervision_of_Pathology.16.aspx. 13.01.2014

37 Vgl. Reilly, T. (FN 29)

38 Vgl. Grzybicki, D.M et al. Use of Physician Extenders in Surgical Pathology Practice. Arch Pathol Lab Med. 128 (2004), S.165
http://www.archivesofpathology.org/doi/pdf/10.1043/1543-2165%282004%29128%3C165%3AUOPEIS%3E2.0.CO%3B2. 13.01.2014

39 Vgl. Association of Directors of Anatomic and Surgical Pathology (Hrsg.) (FN 36) S.538

40 Accreditation Council for Graduate Medical Education. ACGME Program Requirements for Graduate Medical Education in Anatomic Pathology and Clinical Pathology.
http://www.acgme.org/acWebsite/downloads/RRCprogReq/300pathology_07012007.pdf. Accessed April 15, 2008.
Zit. in Talbert, M.L. et al. Resident Preparation for Practice. Arch Pathol Lab Med 133 (July 2009), S.1146

41 Vgl. z.B. http://en.wikipedia.org/wiki/Diener. 29.12.2013

42 Vgl. z.B. http://money.howstuffworks.com/how-to-become-an-autopsy-technician.htm. 29.12.2013

bel und folgen lokalen Traditionen. Die Tätigkeitsbereiche umfassen meist einfache Hilfs- und Reinigungsarbeiten. Eine formale Ausbildung gibt es für diese Tätigkeiten nicht. Vorausgesetzt wird ein bestimmter Schulabschluss mit naturwissenschaftlichem Schwerpunkt, darauf aufbauend erfolgt ein on-the-job-training.[43] Typisch amerikanisch-pragmatisch ist es jedoch problemlos möglich, sich bei entsprechendem Interesse und Engagement einzuarbeiten, weiterzubilden und aufzusteigen.[44]

Managed-care-Systeme verlangen von den Leistungserbringern die Einhaltung bestimmter Qualitätsstandards. Der oben angeführte vermehrte Einsatz von nichtärztlichem Personal bedingt daher bestimmte Mindestanforderungen bezüglich dessen Ausbildung und Performancequalität. Daher hat sich im Autopsiebereich mittlerweile ein Assistenzberuf etabliert, der eine fundierte akkreditierte Ausbildung vorweisen kann: Der Pathologists´ Assistant.

3.2. Pathologists´ Assistant

"Der Pathologists´ Assistant (PA) ist ein hochspezialisierter Medizinalfachberuf, der verschiedene Dienstleistungen unter der Leitung und Aufsicht eines Pathologen ausführt. ... PAs sind Schlüsselfiguren bei der Erarbeitung einer pathologischen Diagnose, aber es ist und bleibt die Domäne des Pathologen, die Diagnose zu stellen."[45]

Ganz im Sinne des in der Medizin üblichen Teamwork-Gedankens wurde der PA konzipiert als weiteres Mitglied des aus verschiedenen Berufen bestehenden Pathologie-Teams. Als "physician assistant" zwischen ärztlicher und pflegerischer Ebene angesiedelt soll er ganz spezielle Teilaufgaben unter ärztlicher Aufsicht ausführen können, für die er noch dazu schneller und kostengünstiger ausgebildet werden kann, als durch ein komplettes Medizinstudium.[46]

In den USA arbeiten ca. 1400 zertifizierte PAs und geschätzte 3000 nicht zertifizierte Pathology Assistants [47], der Berufsverband American Association of Pathologists´ As-

43 Vgl. z.B. http://www.jobvertise.com/search?query=diener+autopsy. 29.12.2013

44 Eigene Interviews in den USA und Kanada 2011 und 2013

45 American Association of Pathologists Assistants (Hrsg.) What is a Pathologists Assistant?
http://aapa.site-ym.com/?page=AboutUs. 30.12.2013

46 Vgl. Vollmer, R. How PA's (Pathologist Assistants) help Pathologists.
In: Australasian Division of the International Academy of Pathology Limited (Hrsg.), (FN 29)

47 Vgl. Robboy, S.J. et al. (FN 35), S. 1729

sistants (AAPA) zählt nach eigenen Angaben mehr als 1200 Mitglieder. Die ersten PAs wurden ab 1969 auf Bachelor-Niveau ausgebildet und übernahmen fortan Verantwortung für Aufgaben, die bis dahin ausschließlich Pathologen vorbehalten waren.

3.2.1. Zugangsvoraussetzungen, Ausbildung

Einheitliche zertifizierte Master-Studiengänge gibt es an 8 US-Universitäten, aus denen jährlich ca. 100 zertifizierte PAs hervorgehen. Zugangsvoraussetzung ist ein Bachelor- oder ein vergleichbarer Abschluss in Natur- oder Gesundheitswissenschaften mit einer erreichten Mindestnote bzw. -punktzahl. Das Studium dauert 2 Jahre, die Größe der Seminare beträgt zwischen 4 und 20 Studenten, die in den USA gängigen Studiengebühren liegen im Durchschnitt bei 40.000 US$ (11.000 - 70.000 US$).[48,49]

Mit dem erfolgreichen Studienabschluss kann sich jeder PA einer Zertifizierungsprüfung durch die American Society for Clinical Pathology (ASCP) unterziehen, einer Art Qualitätssiegel, das für "... bessere Berufsaussichten, höhere Gehälter und den Respekt der Kollegen..."[50] sorgen soll. Um dieses Qualitätssiegel behalten zu dürfen, muss sich der PA kontinuierlich auf dem aktuellsten beruflichen Wissensstand halten, indem er dem Certification Maintenance Program (CMP) der ASCP folgend Fortbildungspunkte (Continuing Medical Education - CME-credits) sammelt. Der Berufsverband AAPA bietet jährlich stattfindende nationale und regionale Fortbildungen zum Erwerb von CME-credits an.[51,52]

3.2.2. Tätigkeitsprofil, Einkommen

Mit der zertifizierten Ausbildung und dem Anreiz zu kontinuierlicher Fortbildung sollen qualitative Mindestanforderungen an die hochspezialisierte Tätigkeit nichtärztlicher PAs gesichert werden, handelt es sich doch zum Teil um anspruchsvolle, ursprünglich ärztliche Aufgaben, wie die makroskopische Beschreibung und Aufarbeitung von eingesandten Gewebeproben (Zuschnitt), die Bearbeitung von Gefrierschnitten, die Einarbeitung und Supervision von Weiterbildungsassistenten und nicht zuletzt die hier im

---

48 Vgl. American Association of Pathologists Assistants (Hrsg.) (FN 45)

49 Vgl. z.B. Wayne State University (Hrsg.) Pathologists´ Assistant. http://cphs.wayne.edu/program/apa-bs.php. 01.01.2014

50 American Society for Clinical Pathology (Hrsg.) The Board of Certification helps you advance your career. http://www.ascp.org/Board-of-Certification. 01.01.2014

51 Vgl. American Society for Clinical Pathology (Hrsg.) (FN 50)

52 Vgl. American Association of Pathologists Assistants (Hrsg.) Continuing Medical Education. http://aapa.site-ym.com/?page=CME_Certification. 01.01.2014

Fokus stehende Durchführung von Obduktionen einschließlich organisatorischer Vor- und Nachbereitung, methodischer Planung, Vorbesprechung mit dem Kliniker und dem verantwortlichen Pathologen sowie Protokollierung und Befunddokumentation bis an den Punkt der ärztlichen Diagnosestellung heran. Als weitere, den Pathologen entlastende Tätigkeiten sind unter anderem die teilweise umfangreichen Dokumentationspflichten, die Organisation pathologischer Konferenzen, Lehrverpflichtungen, Akkreditierungsprojekte und Managementaufgaben zu nennen.[53]

Das Gehaltsniveau von PAs in den USA wird jährlich vom Berufsverband AAPA erfasst und soll sich momentan zwischen ca. 70.000 US$ für Berufseinsteiger und einem "niedrigen sechsstelligen Bereich für Erfahrene" bewegen.[54]

3.2.3. Wirtschaftlichkeit und Qualität

Dass sich im marktorientierten US-Gesundheitssystem PAs mittlerweile fest etabliert haben, spricht in erster Linie für ihre Wirtschaftlichkeit. Wie oben bereits erwähnt üben die Managed-health-care-Systeme auf die Pathologie-Leistungserbringer Kostendruck aus. Wegen des vergleichsweise hohen manuellen Arbeitsanteils machen Personalkosten einen Großteil der Kosten einer Pathologie-Praxis aus, weshalb es naheliegt, teure Arztstellen durch billigere Nicht-Arzt-Stellen zu entlasten bzw. teilweise zu ersetzen. PAs ermöglichen es also den Leistungserbringern, Pathologie unter US-Bedingungen überhaupt "ökonomisch solide" zu betreiben.[55]

Zeitoptimierung war der mit Abstand am häufigsten von Pathologen genannte Grund, Arztassistenten (*"physician extender"*) einzustellen.[56] Im Autopsiebereich wird der Entlastungseffekt besonders deutlich. US-Pathologen geben einen durchschnittlichen Zeitaufwand von 5-6h pro Autopsie an [57], der höchste Personalschlüssel von 0,45 PAs pro Pathologe wurde für Autopsiezentren ermittelt, verglichen etwa mit 0,17 PAs/Pathologe im Laborbereich.[58]

53 Vgl. American Association of Pathologists Assistants (Hrsg.) (FN 45)

54 Vgl. American Association of Pathologists Assistants (Hrsg.) Frequently Asked Questions. http://aapa.site-ym.com/?page=AboutUs_FAQ. 02.01.2014

55 Vgl. Reilly, T. (FN 29)

56 Grzybicki, D.M. et al. (FN 38), S.169-170

57 Vgl. Sinard, J.H. et al. Accounting for the Professional Work of Pathologists Performing Autopsies. Arch Pathol Lab Med. 137 (2013), S.229 u. 230. http://www.archivesofpathology.org/doi/pdf/10.5858/arpa.2012-0012-CP. 13.01.2014

58 Vgl. Robboy, S.J. et al. (FN 35), S. 1729

Ein weiterer Grund dafür, PAs als festen Bestandteil des Gesundheitssystems zu akzeptieren, liegt in der hohen Qualität ihrer Tätigkeit, die mit dem großen Erfahrungsschatz zusammenhängt, den PAs in ihren Spezialgebieten ansammeln. Eine Untersuchung aus dem Pathologiebereich Zuschnitt ergab, dass, verglichen mit Weiterbildungsassistenten, PAs eine gleichwertige oder bessere Performance boten.[59] Es liegt nahe, dieses Ergebnis auch auf die Obduktion zu übertragen, da die Pathologie ein stark erfahrungsbasiertes Fach ist. "Man erkennt nur, was man kennt, man diagnostiziert nur, was man zu diagnostizieren gelernt hat."[60] In jedem Fall glättet der PA mit seiner Anleitungs- und Supervisionsfunktion die mit dem Einsatz von immer neuen Weiterbildungsassistenten verbundene, schwankende Lernkurve der Qualität.[61]

Als ein indirektes Maß für die Qualität von PAs kann die Zufriedenheit der Pathologen und Weiterbildungsassistenten angesehen werden, die mit ihnen unmittelbar kooperieren. Über Jahrzehnte hinweg konstatieren Befragungen und Untersuchungen, dass Pathologen (*"Employer pathologists are satisfied with the work of assistants"*[62]), Direktoren akademischer Pathologie-Institute (*"In pathology, we have witnessed and encouraged the evolution of the PA, and the Association for Directors of Anatomic and Surgical Pathology strongly supports the development of this new role in anatomic pathology."*[63]) und auch Weiterbildungsassistenten (*"... the overall attitude or opinion of residents working with pathologists' assistants is positive."*[64]) die Arbeit von PAs wertschätzen.

3.3. Schlussfolgerungen, Zwischenfazit

Betrachtet man nun vergleichend die oben dargestellte Situation der klinischen Obduktion, ihrer Akteure sowie die Rahmenbedingungen des Fachs Pathologie in Deutschland

---

59 Vgl. Galvis, C.O. et al. Pathologists' Assistants Practice. A Measurement of Performance. Am J Clin Pathol 116 (2001), S.816-822. http://ajcp.ascpjournals.org/content/116/6/816.full.pdf+html. 13.01.2014

60 Bleyl, U. Noch einmal: Theoretische Pathologie. Pathologe 31 (2010) Nr. 4, S. 306

61 Vgl. Talbert, M.L. et al. (FN 34), S. 1145

62 Neri, R.A., Keshgegian, M.D. The Pathologists' Assistant. Distribution, Use and Employers Perceptions. Am J Clin Pathol 85 (1986) Nr. 1, S.89

63 Association of Directors of Anatomic and Surgical Pathology (Hrsg.) (FN 36), S. 538

64 Grzybicki, D.M., Vrbin, C.M.. Pathology Resident Attitudes and Opinions About Pathologists' Assistants. Arch Pathol Lab Med 127 (2003), S.671. http://www.archivesofpathology.org/doi/pdf/10.1043/1543-2165%282003%29127%3C666%3APRAAOA%3E2.0.CO%3B2. 13.01.2014

und den USA, so lassen sich viele Gemeinsamkeiten, aber auch ein zentraler Unterschied erkennen.

Die Sektionsquoten sanken in den letzten Dekaden in fast identischer Weise, die Folgen dieses Trends werden hier wie dort beklagt, der Wandel des Berufsbildes der Pathologen weg von der Obduktion vollzog sich gleichartig, die Arbeitsbelastung abseits der Obduktion wuchs für die Pathologen auf beiden Seiten des Atlantik stark an und beide Gesundheitssysteme stehen gleichermaßen vor demografischen Herausforderungen in der Pathologenschaft und der Bevölkerung. Der in der Literatur häufig angeführte Kostendruck des marktorientierten US-amerikanischen Gesundheitssystems wirkt im deutschen Sozialversicherungssystem zwar nicht direkt von Managed-care-Organisationen auf die Leistungserbringer, aber die finanziellen Herausforderungen des deutschen Gesundheitswesens, die sich unter anderem in ständigen Reformen, Budgetierungen und Gesetzesänderungen manifestieren, haben am Ende den gleichen Effekt der allgemeinen Ökonomisierung der Medizin mit einer stärkeren Kostenfokussierung.

Der zentrale Unterschied liegt in der beruflichen Situation eines Akteurs, des Präparators, verglichen mit der des PA. Die bisherige Rolle des Präparators in Deutschland birgt noch großes fachliches und finanzielles Potential, sowohl für die Pathologen als auch für die Präparatoren selbst.

Bekanntlich bilden im deutschen Gesundheitswesen die Personalkosten den größten Anteil an den Gesamtkosten,[65] wegen des hohen manuellen Arbeitsanteils ganz besonders im Fach Pathologie. Aus diesem Blickwinkel erscheint es wirtschaftlich sinnvoll, die teuerste Arbeitszeit, nämlich die der Ärzte (Pathologen), möglichst maximal mit originär ärztlichen Tätigkeiten zu füllen und sie von allen anderen Aufgaben zu entlasten. Das Beispiel des Pathologists′ Assistant in den USA zeigt, dass dies jedenfalls für die Obduktion ohne Abstriche bei der Qualität möglich ist. Der wirtschaftliche Druck, der demografische Wandel und das damit einhergehende weitere Wachstum des Arbeitspensums pro Arzt[66] dürften zukünftig dafür sorgen, dass sich auch Deutschlands Pathologen darüber Gedanken machen müssen, entweder bislang von Ärzten ausgeführ-

---

65 Vgl. z.B. Bundesministerium für Gesundheit (Hrsg.) (FN 18), S. 106

66 Vgl. Bundesverband Deutscher Pathologen e.V. (Hrsg.) Zu wenig Pathologen in Deutschland. Pressemitteilung vom 11.03.2009, Pathologen dringend gesucht: 176 offene Stellen im Jahr 2008. Pressemitteilung vom 08.02.2010 http://www.pathologie.de/aktuelles/bdp-pressemitteilungen/bv-pressemitteilungen-detailansicht/?tx_ttnews%5Btt_news%5D=575&cHash=8e2a2fffcb5471e6841f5a3206c76c90. 15.01.2014

te Tätigkeiten dauerhaft an nichtärztliche Berufsgruppen zu übertragen, oder bestimmte Tätigkeitsbereiche (wie z.B. die Obduktion) gänzlich an andere Fächer (wie z.b. die Rechtsmedizin) abzugeben. Letzteres hätte jedoch, wie oben gezeigt [67], negative Auswirkungen auf die Kernkompetenzen des Facharztes für Pathologie. Deshalb dürfte die beschriebene amerikanische Lösung die bessere Antwort auf die anstehenden Herausforderungen sein. Ob und wie sie auf deutsche Verhältnisse übertragen werden kann, soll im Folgenden untersucht werden.

4. Übertragung ärztlicher Aufgaben in Deutschland: Aktuelle Situation

4.1. Gesellschaftliche Aspekte

"Die rechtlichen Rahmenbedingungen der Aufgabenverteilung der Gesundheitsberufe beeinflussen ... [deren] Zusammenarbeit maßgeblich. Diese sind zum großen Teil historisch gewachsen ... Resultat dieser historischen Entwicklungen ist eine starke Position der ärztlichen Profession im deutschen Gesundheitswesen. Dies bestätigt sich auch im internationalen Vergleich beispielsweise mit angelsächsischen ... Ländern ".[68] Sowohl die juristischen Voraussetzungen als auch die aus dem jeweiligen beruflichen Selbstverständnis geschichtlich gewachsenen Motive, eine "Neujustierung des Professionenmixes"[69] anzugehen, erscheinen also ausgerechnet zwischen Deutschland und den USA höchst unterschiedlich. Mit erhofften Effizienzsteigerungen und Entlastungen der Ärzte[70] sowie mit der zunehmenden medizinischen Spezialisierung und einem (relativen) Ärztemangel[71] wird hierzulande jedoch in gleicher Weise argumentiert, wenn es um die Übertragung ärztlicher Aufgaben an nichtärztliches Personal geht. Deren systemische und gesetzliche Neuordnung steht in Deutschland noch ganz am Anfang und hat zunächst prioritär den Bereich der Pflege, nicht aber die Obduktion im Fokus. Allerdings ist eine juristische Abgrenzung von Arztvorbehalt, Delegation und Substitution grund-

67 Vgl. Talbert, M.L. et al. (FN 34), S.1146

68 Deutscher Bundestag (Hrsg.) Gutachten 2007 des Sachverständigenrates zur Begutachtung der Entwicklung im Gesundheitswesen. Drs.16/6339 vom 07.09.2007, S.56. http://dipbt.bundestag.de/dip21/btd/16/063/1606339.pdf. 11.01.2014

69 Siebig, J. Übertragung von Heilkunde: Eine schwierige Geburt. Die Krankenversicherung (2011) Nr.11, S.320 http://www.g-ba.de/downloads/17-98-3171/2011-11-DieKrankenversicherung_Heilkunde%C3%BCbertragung. 11.01.2014

70 Vgl. Siebig, J. (FN 69), S.316

71 Vgl. Kovski (N.N.) Grenzen der Delegation ärztlicher Tätigkeiten. Einleitung. http://www.arbium.de/2012/04/30/grenzen-der-delegation-arztlicher-tatigkeiten/#fnref-87-5. 11.01.2014

sätzlich schwierig[72] und soll hier nicht näher thematisiert werden. Dem arztzentrierten deutschen Gesundheitssystem entsprechend stehen die Organe der ärztlichen Selbstverwaltung und die ärztlichen Standesvertretungen der gefühlten Abtretung ärztlicher Kompetenzen eher ablehnend gegenüber, erkennen jedoch, dass sie sich dieser Entwicklung nicht entziehen können und reklamieren deshalb für sich die "Führungsposition in dieser Diskussion".[73,74,75]

Fest steht, dass die Übertragung ärztlicher Aufgaben im Obduktionsbereich leichter zu bewerkstelligen wäre, als beispielsweise in der Pflege, da bei der technischen Durchführung von Autopsien an verstorbenen Patienten einige juristische Diskussionspunkte des Arztvorbehalts entfallen, wie z.B. das Stellen von Diagnosen, die Schwierigkeit einer Handlung, die Gefährlichkeit einer Maßnahme für den Patienten oder die Unvorsehbarkeit etwaiger Reaktionen.[76] Die Möglichkeiten und Grenzen eines Präparators als technischer Obduzent könnten sich somit nach derzeitigem Stand trotz unterschiedlicher Voraussetzungen eng an denen des PA im Autopsiebereich in den USA orientieren.

4.2. Wirtschaftliche Aspekte

Die wirtschaftlichen Seiten der Übertragung ärztlicher Tätigkeiten unter den Rahmenbedingungen des deutschen Gesundheitssystems wurden bisher noch nicht genügend untersucht. Kosteneinsparungen werden erhofft und vermutet, sind aber mangels einschlägiger Langzeitstudien noch nicht belegt. Schon bei einer vergleichenden Betrachtung der möglichen Vor- und Nachteile einer Übertragung ärztlicher Tätigkeiten[77] werden potentielle Mehrkosten erkennbar, die die erhofften Einspareffekte zumindest schmälern könnten. Neben der Betrachtung der reinen (Gehalts-) Kosten pro Arbeitsstunde müssten zudem viele weitere Gesichtspunkte in die Gesamtrechnung einbezogen

---

72 Vgl. Flintrop et al. Delegation ärztlicher Leistung: Mangel macht vieles möglich. Deutsches Ärzteblatt 105 (2008) Nr. 19, S.A979. http://www.aerzteblatt.de/archiv/60046/Delegation-aerztlicher-Leistung-Mangel-macht-vieles-moeglich. 15.01.2014

73 Vgl. z.B. Marburger Bund (Hrsg.) Delegation ärztlicher Leistungen im Krankenhaus. Die Position des Marburger Bundes. http://p151586.webspaceconfig.de/presse/stellungnahme/Positionspapier_Delegation-aerztlicher-Leistung.pdf. 11.01.2014

74 Hoffmann, R. Delegation ärztlicher Leistungen. Ein trojanisches Pferd? Der Unfallchirurg 5 (2008), S.370 https://www.yumpu.com/de/document/view/6098175/artikel-delegation-aerztlicher-leistungen-ein-trojanisches-pferd. 11.01.2014

75 Vgl. Bundesärztekammer (Hrsg.) Resolution zur Delegation vom 23.02.2012. http://www.bundesaerztekammer.de/downloads/24022012_-_resolution_verbaendegespraech.pdf. 12.01.2014

76 Vgl. Offermanns, M. Bergmann K.O. Neuordnung von Aufgaben des Ärztlichen Dienstes. Bericht des Deutschen Krankenhausinstituts (DKI), S.54. https://www.dki.de/sites/default/files/publikationen/neuordnung-aerztlicher-dienst_langfassung1.pdf. 11.01.2014

77 Vgl. Deutscher Bundestag (Hrsg.) (FN 68), S.55 (Tabelle 6)

werden, wie z.B. eine notwendige Ausweitung der Personalmenge oder die ökonomischen Auswirkungen eines Motivationsverlustes der Delegationsempfänger durch überspezialisierungsbedingte Monotonie der Arbeit.[78]

Für den Obduktionsbereich ist man somit vorerst auf die ökonomischen Erfahrungen der vergangenen 40 Jahre aus den USA als Datenbasis angewiesen, wo sich das PA-Modell offensichtlich wirtschaftlich erfolgreich behauptet hat.

5. Übertragung ärztlicher Aufgaben bei der klinischen Obduktion in Deutschland

Dem Ziel dieser Arbeit folgend soll nun untersucht werden, ob und in welchem Umfang das beschriebene Modell des Pathologists´ Assistant aus den USA auf das deutsche Gesundheitswesen übertragbar ist. Dabei geht es zum einen darum, Pathologen und Weiterbildungsassistenten in möglichst großem Umfang zu entlasten, ohne ihnen jedoch die Gelegenheit zu nehmen, im Seziersaal die nötigen Basiskompetenzen für ihre eigentliche berufliche Kernqualifikation zu erwerben und zu erhalten. Topografische Verhältnisse benachbarter Organe, Endstadien von Krankheiten, präparieren und beschreiben sowie anschauliches Demonstrieren makroskopischer Veränderungen und das richtige Auswählen geeigneter Lokalisationen für die histologische Untersuchung - all dies wird am Seziertisch erlernt und bildet das Wissensfundament für die ärztliche Beurteilung von Gewebeproben lebender Patienten am Mikroskop.[79]

Zum anderen ist es wünschenswert, die vielerorts schon jetzt aus der Not heraus praktizierte Übertragung einzelner ärztlicher Aufgaben an Präparatoren offiziell und rechtssicher auszuführen, um ihnen neue berufliche Perspektiven und finanzielle Anerkennung gewähren zu können.

Grundlage aller Überlegungen ist die Beibehaltung der ärztlichen Gesamtverantwortung für die Obduktion. Somit müsste die Übertragung der bislang ärztlichen Aufgaben zumindest kurzfristig auf dem Weg der Delegation erfolgen. Analog zum Beruf des Medizinisch-Technischen Assistenten (MTA) ist es mittel- und langfristig durchaus denkbar, die Obduktion als sog. vorbehaltene Tätigkeit gesetzlich zu definieren, die nur von ent-

---

78 Vgl. Kovski (N.N.) (FN 71) 3.6.
79 Vgl. Talbert, M.L. et al. (FN 34), S.1146

sprechend ausgebildeten Personen durchgeführt werden dürfen. Dies soll die Adäquanz und Qualität der erbrachten Leistung sicherstellen.[80]

5.1. Der akademische Präparator als technischer Obduzent - ein Modell

"Ein Pathologe muss wissen, wie ein vernünftiges pathologisches Schnittpräparat auszusehen hat, aber niemand verlangt von ihm, dass er es selbst herstellt. Das gleiche kann auch für die Obduktion gelten."[81] "Die Auffindung und Darstellung der krankhaften Veränderungen ist Sache der technischen Geschicklichkeit bzw. der Anwendung einer geeigneten Sektionsmethode, die Deutung ist Sache des fachlichen Wissens und der persönlichen Erfahrung."[82] Diese zwei Äußerungen von Horowitz und Bankl stimmen mit eigenen Erfahrungen überein, dass Pathologen nicht jede manuelle Tätigkeit höchstpersönlich erbringen können oder müssen. Was aber müsste ein technischer Obduzent können, um Ärzte im Seziersaal mindestens gleichwertig zu vertreten?

5.1.1. Voraussetzungen, Ausbildung

Eine nicht nur gelegentlich vertretungsweise, sondern regelmäßige verantwortliche Durchführung von Obduktionen in guter Qualität verlangte vom Präparator mehr als nur technische Geschicklichkeit. Die dafür nötigen Fähigkeiten und Fertigkeiten können in medizinalfachberuflichen Ausbildungen nicht ausreichend vermittelt werden. Für die Definition der fachlichen Anforderungen an einen technischen Obduzenten wäre die Deutsche Gesellschaft für Pathologie (DGP) als wissenschaftliche Fachgesellschaft zuständig. Pathologen hätten damit die Chance, sich einen Assistenten maßzuschneidern. Erst wenn das Ziel klar definiert ist, kann ein Curriculum erstellt werden.

Wie das Vorbild PA als physician assistant konzipiert wurde und mittlerweile auf Master-Ebene angesiedelt ist, so müsste auch der technische Obduzent prinzipiell akademisch ausgebildet werden. Ein ärztlicher Assistent in der Pathologie braucht eine umfassende Wissensbasis und die Fähigkeit zu wissenschaftlichem Arbeiten, um im Seziersaal mit dem Arzt auf Augenhöhe zu agieren, eine hohe Qualität abzuliefern und sein eigenes Tun zu reflektieren und weiterzuentwickeln. Diesem Ansatz entsprechen

---

80 Vgl. Deutscher Bundestag (Hrsg.) (FN 68), S.58

81 Horowitz, R.E., Naritoku, W.Y. The autopsy as a performance measure and teaching tool. Human Pathology 38 (2007), S.690

82 Bankl, H. Arbeitsbuch Pathologie. Einführung in die Pathologie. Pathologisch-anatomisches Praktikum. Wien, Facultas-Univ.-Verlag 1998, S.31

seit einigen Jahren existierende Bestrebungen, nun auch in Deutschland mit dem Arztassistenten eine neue berufliche Hierarchie-Ebene zwischen Ärzten und Pflege auf aka-
demischem Niveau zu etablieren.[83, 84, 85]

Verglichen etwa mit dem Pflegebereich ist der Personalbedarf an akademischen Präparatoren unter den derzeitigen Bedingungen in Deutschland eher gering, so dass unklar
bleibt, ob sich eine Fachhochschule bereitfände, einen entsprechenden Studiengang ein-
zurichten. Universitäten mit medizinischer Fakultät böten für den theoretischen wie für
den praktischen Teil eines solchen Studiums die notwendige Infrastruktur, ein Bachelor-
oder Masterstudium für Pathologieassistenz zu realisieren. Alternativ wäre auch an ein
duales, evtl. berufsbegleitendes Studium zu denken.[86] Zu erwägen wäre, Zulassungsvo-
raussetzungen für das Studium oder für Prüfungen, z.b. in Form einer Mindestanzahl
durchgeführter Sektionsassistenzen oder eines Logbuchs [87], erfüllen zu lassen.

5.1.2. Tätigkeitsprofil, Einkommen, Fortbildung

Abhängig vom jeweiligen Arbeitgeber kann das Tätigkeitsfeld eines akademischen Präparators analog zum US-amerikanischen Vorbild sehr heterogen sein. Begrenzt auf die
klinische Obduktion als Gegenstand dieser Arbeit und unter der Perspektive einer ma-
ximalen Arztentlastung könnten folgende Aufgaben in seine Zuständigkeit fallen: Überprüfung der Todesbescheinigung auf inhaltliche und formale Richtigkeit, Prüfen der
Zulässigkeitsvoraussetzungen für die Obduktion, Beratungsgespräch mit Hinterbliebenen über die Sektion, Zusammenfassung und Aufbereitung der klinischen Vorge-
schichte des Verstorbenen, Vorgespräch mit dem behandelnden Arzt, äußere Besichti-
gung des Verstorbenen und Vorgespräch mit dem für die Obduktion zuständigen Pa-
thologie-Arzt zur gemeinsamen methodischen Planung der Sektion, technische Durchführung der Obduktion einschließlich evtl. nötiger Spezialuntersuchungen, Protokollierung, fotografische Befunddokumentation, Organisation der klinisch-pathologischen

83 Vgl. z.B. Rieser, S. Arztassistent, bitte übernehmen Sie! Deutsches Ärzteblatt, PP, Heft 8, August 2007, S.352
http://www.aerzteblatt.de/archiv/56576. 13.01.2014

84 Vgl. N.N. Arztassistenten - echte Hilfe oder verkappte Billig-Ärzte? In: ÄrzteZeitung vom 01.12.2009, Neu-Isenburg
http://www.aerztezeitung.de/politik_gesellschaft/article/579236/arztassistenten-echte-hilfe-verkappte-billig-aerzte.html. 13.01.2014

85 Vgl. Bonk, A. et al. Physician Assistant - Schwerpunkt Orthopädie/Unfallchirurgie. Passion Chirurgie 2013 August, 3 (08).
Artikel 02_06. http://www.dgu-online.de/uploads/tx_news/Passion_Chirurgie_08_2013_Chirurgische_Assistenz_Bonk_ua.pdf. 13.01.2014

86 Vgl. z.B. Stiftung zur Förderung der Hochschulrektorenkonferenz (Hrsg.) Duales Studium – Studieren und Berufserfahrung.
http://www.hochschulkompass.de/studium/rund-ums-studium/studienformen/duales-studium.html. 13.01.2014

87 Vgl. z.B. Bundesärztekammer (Hrsg.) (FN 15)

Fallbesprechung oder von Mortalitätskonferenzen. Die diagnostische Einordnung, Beurteilung und die Erstellung des Sektionsberichts bleiben ärztliche Pflicht.

Ein gut ausgebildeter akademischer Präparator als Seziersaal-Verantwortlicher kann darüber hinaus jungen Weiterbildungsassistenten am Beginn ihrer Pathologielaufbahn eine Hilfe beim Erlernen der Obduktion und beim Erwerb der beispielhaft angeführten Basiskompetenzen (siehe 5.) sein. Damit käme ihm eine große Verantwortung und Schlüsselstellung zu. Die geforderten ca. 150 Obduktionen, die der Arzt während der Facharzt-Weiterbildungszeit selbst durchführen muss, könnten intensiver und gewinnbringender als bisher genutzt werden. Mehr Pathologen als bisher bliebe die berufliche Anfangszeit im Seziersaal als lohnende und insgesamt positive Phase in Erinnerung. Weiterhin könnte ein technischer Obduzent die verantwortliche Aufsicht über das Berufspraktikum angehender Präparatoren übernehmen, eine Aufgabe, die bislang "spezialisierten Ärzten" vorbehalten ist.[88] Ferner sind Verpflichtungen in der obduktionsbezogenen Lehre und Fortbildung vorstellbar.

Ein akademisch ausgebildeter Präparator, der die klinische Obduktion als Mittelpunkt seiner beruflichen Tätigkeit begreift, könnte dieser Jahrhunderte alten Prozedur außerdem ganz neue Impulse verleihen, sie weiterentwickeln und mit modernen Methoden anreichern. "Die Pathologen arbeiten weitgehend immer noch mit Methoden des 19. Jahrhunderts, während Ihre klinischen Partner moderne Verfahren des 20. und 21. Jahrhunderts anwenden ...".[89] Die meisten Publikationen über Sektionstechniken stammen aus der Zeit, als die Obduktion noch im Zentrum der Pathologie stand.

Es versteht sich von selbst, dass akademische Ausbildung, bessere Fähigkeiten und Fertigkeiten sowie höhere Verantwortung sich auch in angemessener Vergütung niederschlagen müssen. Die Pathologie braucht begabten Nachwuchs. Eine Karriere als akademischer Präparator ist für talentierte junge Menschen nur dann attraktiv, wenn auch

---

88 Vgl. § 14 Abs.1 Ausbildungs- und Prüfungsordnung für medizinische Sektions- und Präparationsassistenten (SektAss-APrO) vom 3. August 1984 (GVBl. S. 1209), BRV 2124-2-2, Zuletzt geändert durch Art. 1 § 3 G zur Anpassung des Landesrechts auf Grund der Einführung der Eingetragenen Lebenspartnerschaft vom 15.10.2001 (GVBl. S. 54). http://gesetze.berlin.de/?vpath=bibdata%2Fges%2FBlnSektAssAPrO%2Fcont%2FBlnSektAssAPrO.P14.htm. 14.01.2014

89 Meyer, R. Prof. em. Dr. med., FA f. Pathologie, Deutsches Herzzentrum Berlin, E-Mail vom 12.01.2014

das Einkommen stimmt. Für in den USA befragte PAs war das Gehalt der zweitwichtigste Grund für die persönliche Arbeitszufriedenheit.[90]

Sich ständig auf dem aktuellsten beruflichen Wissensstand zu halten, sollte für den akademischen Präparator selbstverständlich sein. Die Möglichkeiten der ärztlichen Fortbildung im Fach Pathologie sind gut. Mit der Internationalen Akademie für Pathologie (IAP), Deutsche Abteilung e.V.[91] und der Akademie für Fortbildung in der Morphologie e.V.[92] existieren etablierte Institutionen, die dann auch durch die akademischen Präparatoren im gemeinsamen Interesse genutzt und mitgestaltet werden könnten.

5.1.3. Die klinische Obduktion - Ausblick

Wie unter 2.3. ausführlich beschrieben befindet sich die klinische Sektion seit Jahren in einer Art Depression. Momentan deutet nichts darauf hin, dass sich an dieser Situation etwas ändert, da sich auch bei den bekannten Ursachen keine Veränderungen abzeichnen. Prinzipiell eröffnen sich aus heutiger Sicht drei mögliche Entwicklungsrichtungen:

1. Die schleichende Abkehr von der klinischen Obduktion innerhalb der Pathologenschaft setzt sich fort. Die demografische Struktur der deutschen Pathologen verschärft allmählich das Personalproblem. 57% der berufstätigen Pathologen, aber nur 44% aller berufstätigen Ärzte sind älter als 50 Jahre, nur 11% der berufstätigen Pathologen, aber 29% aller berufstätigen Ärzte sind jünger als 40 Jahre.[93] Nach und nach überwiegen Pathologen, die zur Obduktion kein oder ein negatives Verhältnis haben.[94] Anzahl und Qualität der Sektionen nehmen weiter ab, weil "... durch den dramatischen Rückgang der Obduktionszahlen auch die entsprechenden Kenntnisse zu ihrer Durchführung nur noch einigen wenigen vorbehalten sind oder sogar auf

---

90 Vgl. Grzybicki, D.M. et al. National Practice Characteristics and Utilization of Pathologists' Assistants. Arch Pathol Lab Med 125 (2001) S.909,
http://www.archivesofpathology.org/doi/pdf/10.1043/0003-9985%282001%29125%3C0905%3ANPCAUO%3E2.0.CO%3B2. 13.01.2014

91 Vgl. Internationale Akademie für Pathologie (IAP), Deutsche Abteilung e.V. (Hrsg.) Die Deutsche Abteilung der Internationalen Akademie für Pathologie und ihre Aufgaben.
http://www.iap-bonn.de/open/language_id/1/action/standard%3Bdetail/menu/4/M/GXydEw. 14.01.2014

92 Akademie für Fortbildung in der Morphologie e.V. (Hrsg.) Zielsetzung Willkommen bei der Akademie für Fortbildung in der Morphologie! http://www.akademie-morphologie.de/index.php/zielsetzung. 14.01.2014

93 Vgl. Bundesärztekammer (Hrsg.) (FN 17) Tabelle 5

94 Vgl. Grüning, J. Wie viele Sektionen benötigt eine Klinik, um eine effektive Qualitätskontrolle durchführen zu können? Dissertation, Charité - Universitätsmedizin Berlin, S.91.
http://www.diss.fu-berlin.de/diss/servlets/MCRFileNodeServlet/FUDISS_derivate_000000013536/diss_j.gruening.pdf?hosts=. 14.01.2014

Dauer ganz verloren gehen."[95] Der Zeitpunkt, an dem Entscheidungen getroffen werden müssten, wird weiter in die Zukunft verschoben.

2. Die deutschen Pathologen erkennen offen an, dass sie den Obduktionsbereich ärztlich allein nicht mehr sicherstellen können. Die steigende Menge zu untersuchender Gewebeproben und der wachsende Aufwand durch immer neue Spezialuntersuchungen, molekularpathologische Verfahren und Qualitätssicherungs-Vorgaben, verbunden mit dem Nachwuchsproblem überschreiten eine kritische Grenze. Finanziell ist die Obduktion ohnehin schon lange ein Verlustgeschäft. Wenn die klinische Sektion als medizinisches Verfahren nicht aussterben soll, müssen Entscheidungen getroffen werden, den Obduktionsbereich entweder neu zu organisieren oder an andere Fächer abzugeben.

3. Rahmenbedingungen ändern sich, Obduktionen werden wieder attraktiv und die Zahlen steigen. Sehr schnell stoßen die derzeitigen Personal- und Infrastrukturen an ihre Grenzen. Der Obduktionsbereich muss neu organisiert werden, beispielsweise in regionalen Pathologiezentren, in denen sich Obduktionskompetenz bündeln kann.[96]

Egal in welche Richtung die Entwicklung fortschreitet, personelle Veränderungen bei der klinischen Obduktion scheinen unausweichlich. Kann ein akademischer Präparator die sich abzeichnende ärztliche Überlastung auffangen?

5.2. Gesundheitspolitische Einordnung

Das deutsche Gesundheitssystem als Teil der sozialen Sicherung muss gegenwärtig große Herausforderungen bewältigen, die sich aus gesamtgesellschaftlichen Entwicklungen ergeben. Demografische Verschiebung, globalisierungsbedingter Umbau in der deutschen Wirtschaft und resultierende Veränderungen in der Sozialstruktur der Bevölkerung verschlechtern die finanzielle Einnahmesituation. Medizinischer Fortschritt und gesundheitssystembedingte Ineffizienzen belasten die Ausgabenseite. Das Gesundheitssystem muss ständig an diese Herausforderungen angepasst, finanzierbar und zukunftsfähig gehalten werden. Insbesondere um systembedingte Ineffizienzen zu beseitigen,

95 Friemann, J. Obduktionsfrequenz fast auf Null-Linie.
In: Die Pathologie im Gesundheitswesen. Gesellschaftspolitische Kommentare 43 (Juni 2002) Sonderheft 3, Bonn, S.10.
http://www.pathologie.de/pathologie/broschuerenveroeffentlichungen/gesellschaftspolitische-kommentare/. 15.01.2014

96 Vgl. Grüning, J. (FN 94), S.92

stehen momentan viele bewährte Strukturen auf dem Prüfstand, unter anderem die traditionelle Aufgabenverteilung zwischen ärztlichen und nichtärztlichen Gesundheitsberufen.

Andere Industriestaaten, die mit ähnlichen gesellschaftlichen Herausforderungen konfrontiert sind, haben andere Modelle der Gesundheitsversorgung hervorgebracht, in denen sich die Zusammenarbeit der Gesundheitsberufe historisch anders entwickelt hat. Dort bewährte Personalstrukturen können als Vorbild für die hiesigen Reformen dienen.

Das Berufsbild des Arztassistenten, seit Jahrzehnten in Nordamerika als physician assistant oder physician extender bekannt, ist gerade dabei, sich im deutschen Gesundheitssystem zu etablieren, beispielsweise in der Unfallchirurgie (FN 85).

In den USA gibt es Pathologie-Arztassistenten seit über 40 Jahren. Dort entlasten sie als Pathologists′ Assistants (PA) die Ärzte, unter anderem im Autopsiebereich, indem sie die zeitintensive Prozedur der Obduktion selbständig durchführen. Sie leisten anerkannt gute Qualität, arbeiten wirtschaftlich und haben mittlerweile ihren festen Platz im Pathologie-Team.

In Deutschland ist die gestiegene ärztliche Arbeitsbelastung im Fach Pathologie ein Grund von vielen dafür, dass seit Jahren nur noch ein kleiner Anteil der im Krankenhaus verstorbenen Patienten obduziert wird. Für die Evaluierung ständig neuer und teilweise sehr teurer Therapien, für die Qualitätssicherung der ökonomisierten DRG-Medizin, für die amtliche Todesursachenstatistik und damit für die Steuerung der Mittelvergabe im Gesundheitswesen sind die Folgen der geringen Obduktionsquote fatal. Eine Entlastung der Pathologen durch Arztassistenten erscheint dringend notwendig.

5.3. Schlussfolgerungen

Wie gezeigt wurde, stellen sich die Rahmenbedingungen für das Fach Pathologie in den USA und Deutschland sehr ähnlich dar, mit Ausnahme der akademischen Arztassistenz. In der Zusammenschau lassen sich folgende Schlüsse begründen:

1. Grundsätzlich können auch in Deutschland akademisch ausgebildete Arztassistenten im Fach Pathologie die Ärzte zeitlich entlasten.

2. Eine grundlegende Neuverteilung der Aufgaben und Verantwortlichkeiten innerhalb des Gesamtprozesses der klinischen Obduktion inklusive der Delegation bis-

lang ärztlicher Tätigkeit auf akademisch ausgebildete Präparatoren kann Pathologen konkret und spürbar zeitlich entlasten.

3. Die schwankende Lernkurve der Qualität der klinischen Obduktion kann durch technische Obduzenten geglättet und langfristig angehoben werden. Die im Studium erworbene Fähigkeit zu wissenschaftlichem Arbeiten ermöglicht eine ständige Reflexion und Evaluation der Sektionsprozedur.

4. Diagnostische Einordnung, medizinische Beurteilung, Erstellung des Sektionsberichts und Gesamtverantwortung sind und bleiben ärztliche Pflicht und sind für eine komplexe medizinische Prozedur wie die klinische Obduktion nicht delegierbar.

5. Durch die Delegation ärztlicher Aufgaben innerhalb der Sektionsprozedur allein erhöht sich nicht die Obduktionsquote. Die vermuteten Vorteile einer Neuorganisation der Sektionsprozedur könnten sich aber insgesamt positiv auf das Fach Pathologie selbst auswirken.

5.4. Diskussion

In Deutschland erobert sich das Berufsbild des Arztassistenten gerade seinen Platz im Gesundheitssystem. In der Pathologie allerdings, zahlenmäßig zwar ein kleines Fachgebiet aber wegen ihres Querschnittscharakters von zentraler Bedeutung für die Medizin, sind derzeit (noch) keine Bestrebungen erkennbar, die Vorteile von Arztassistenten zur eigenen Entlastung zu nutzen. Dabei klagen gerade die Pathologen über Nachwuchsmangel, Kostendruck und überbordende Arbeitsbelastung. Die Deutsche Gesellschaft für Pathologie ist das zuständige Gremium, sich dieses Problems anzunehmen. Ein möglicher erster Schritt, Ärzte für Pathologie konkret und spürbar zeitlich zu entlasten, bestünde in der Neuverteilung der Aufgaben und Verantwortlichkeiten innerhalb des Gesamtprozesses der klinischen Sektion inklusive der Delegation bislang ärztlicher Tätigkeiten auf Arztassistenten. Mit dem PA in den USA existiert ein konkretes, übertragbares Vorbild, an Hand dessen ein auf deutsche Verhältnisse zugeschnittenes Anforderungsprofil erarbeitet werden kann.

Dieses bildet später die Grundlage für ein Pathologie-Curriculum, welches zusammen mit einer akademischen Grundausbildung die erforderliche Einstiegsqualität der Pathologie-Arztassistenten sichert. Form und Ort des Studiums, Zugangsvoraussetzungen und Art des Abschlusses müssen erarbeitet werden.

Auch wenn es in puncto Arztassistenz in Deutschland mittlerweile Vorerfahrungen aus anderen Fachrichtungen gibt, sollte der Zeitaufwand für diesen Vorbereitungsprozess nicht unterschätzt werden. Bis den Pathologen die ersten akademisch ausgebildeten Arztassistenten zur Verfügung stehen, vergehen leicht noch Jahre. Eine gründliche Vorbereitung zahlt sich jedoch später in Form einer spürbaren und nachhaltigen ärztlichen Entlastung, hoher Wirtschaftlichkeit und guter Qualität der klinischen Obduktion aus. Eine professionelle Reflexion und wissenschaftliche Evaluation durch akademisch ausgebildete Arztassistenten können die Sektionsprozedur modernisieren und die Zufriedenheit ihrer Auftraggeber (Kliniker) erhöhen.

Eine Erhöhung der allgemeinen Obduktionsquote ist durch die Neuorganisation der Sektionsprozedur allein nicht zu erwarten und aus den USA auch nicht belegt. Die Ursachen für den Niedergang der klinischen Obduktion sind zu komplex, als dass Linderung an einer Stelle das ganze System genesen ließe.

Zu erwarten und aus den USA belegt ist allerdings eine hohe Zufriedenheit der Pathologen, der Weiterbildungsassistenten und der Arztassistenten selbst. In Deutschland böten sich für MFB, insbesondere für Präparatoren, Aufstiegschancen und die Aussicht auf berufliche und finanzielle Anerkennung für Tätigkeiten, die vielerorts schon jetzt gelegentlich delegiert werden.

In den USA ist der PA hauptsächlich im Zuschnitt beschäftigt. Eine Ausweitung des möglichen Aufgabenspektrums eines akademischen Pathologie-Arztassistenten in Deutschland auf zusätzliche Arbeitsfelder der Pathologie würde dessen ökonomische Attraktivität für potentielle Arbeitgeber sicher erhöhen, ist aber nicht Gegenstand dieser Arbeit. Die Schwierigkeiten einer Einschätzung der Wirtschaftlichkeit wurden unter 4.2. beschrieben. Ob die diesbezüglichen Daten aus dem marktorientierten US-Gesundheitssystem mit seiner eigenen Gehalts-[97] und Personalstruktur 1:1 auf Deutschland übertragen werden können, bedürfte einer näheren Untersuchung. Insgesamt ist die verfügbare Datenbasis recht schmal, da das gewählte Thema nicht Gegenstand umfangreicher Publikationen ist.

---

97 Vgl. z.B. Cooper, R. (2008) The US Physician Workforce: Where Do We Stand?, OECD Health Working Papers, No. 37, OECD Publishing. S.31. http://www.oecd-ili-
brary.org/docserver/download/5ksqczv3ws5k.pdf?expires=1389797151&id=id&accname=guest&checksum=FFEB9414F583F56A9
DF7AF7BF82A3E54. 15.01.2014

Ebenfalls nicht berücksichtigt wurde die in Deutschland vergleichsweise herausragende Rolle des MTA-Berufes innerhalb des Pathologie-Teams. Wie oben erwähnt (5.) zählt der MTA-Beruf zu den wenigen Gesundheitsberufen, denen in Deutschland bestimmte Tätigkeiten gesetzlich vorbehalten sind. Der MTA-Berufsverband (DVTA) ist seit Jahren bestrebt, das Berufsbild zu akademisieren.[98]

Sollte es zur Etablierung des Pathologie-Arztassistenten in der erarbeiteten Form kommen, dann wäre zuallererst eine wissenschaftliche Untersuchung der Auswirkungen seiner Rolle auf Anzahl, Qualität und Wirtschaftlichkeit der klinischen Obduktion wünschenswert. Pathologen, Präparatoren und künftige Arztassistenten in der Pathologie könnten davon nur profitieren.

---

98 Vgl. Dachverband für Technologen/-innen und Analytiker/-innen in der Medizin Deutschland e.V. (Hrsg.) Europäische Bildungs-Experten drängen auf Akademisierung der MTA-Berufe in Deutschland. Pressemitteilung vom 26.03.2013
http://www.dvta.de/presse/pressemeldungen/meldung/85-Europaeische-Bildungs-Experten-draengen-auf-Akademisierung-der-MTA-Berufe-in-Deutschland/. 15.01.2014

6. Zusammenfassung

Die vorliegende Arbeit untersucht die Delegation ärztlicher Leistungen auf nichtärztliche Gesundheitsberufe im Fach Pathologie. Der Fokus liegt auf der klinischen Obduktion und dem Beruf des medizinischen Präparators. Als Ausgangspunkt dient die aktuelle Situation der klinischen Obduktion und ihrer Akteure im deutschen sozialstaatlichen Gesundheitssystem. Zum Vergleich wird das Spiegelbild in den USA herangezogen, welches allerdings in ein marktorientiertes Gesundheitssystem eingebettet ist. Dort gibt es seit ca. 40 Jahren mit dem Pathologists´ Assistant (PA) einen akademisch ausgebildeten Arztassistenten, der vormals ärztliche Aufgaben der klinischen Obduktion dauerhaft und eigenverantwortlich ausführt. Anschließend wird dargestellt, auf welchem aktuellen Stand sich die Umgestaltung der Aufgabenverteilung der Gesundheitsberufe in Deutschland befindet. Im letzten Schritt wird versucht, die Erkenntnisse aus den USA in ein Arztassistentenmodell zu übertragen und in die aktuelle gesundheitspolitische Situation in Deutschland einzuordnen.

Die Rolle des Pathologists´ Assistant in den USA kann als Vorbild für die Übertragung ärztlicher Aufgaben bei der klinischen Obduktion in Deutschland dienen. Eine Neuorganisation der Aufgabenverteilung innerhalb der Sektionsprozedur allein kann die klinische Obduktion nicht vor dem Niedergang bewahren, sondern allenfalls ein wenig zu ihrer Rettung beitragen.

7. Literaturverzeichnis

7.1. Gedruckte Quellen

- Bankl, H. Arbeitsbuch Pathologie. Einführung in die Pathologie. Pathologisch-anatomisches Praktikum. Wien, Facultas-Univ.-Verlag 1998

- Becker, V. Die klinische Obduktion. Not und Notwendigkeit. perimed Fachbuch-Verlagsgesellschaft mbH 1986

- Bleyl, U. Noch einmal: Theoretische Pathologie. Pathologe 31 (2010) Nr. 4

- Groß, D. Die historische Entwicklung der äußeren und inneren Leichenschau in Deutschland unter Berücksichtigung ethischer Fragen. Dissertation, Ulm 2001

- Horowitz, R.E., Naritoku, W.Y. The autopsy as a performance measure and teaching tool. Human Pathology 38 (2007)

- Kahl, A. Das Trajekt der Obduktion. In: Knoblauch, H. et al. (Hrsg.) Der Tod, der tote Körper und die klinische Sektion. Duncker & Humblot, Berlin 2010

- Neri, R.A., Keshgegian, M.D. The Pathologists` Assistant. Distribution, Use and Employers Perceptions. Am J Clin Pathol 85 (1986) Nr. 1

- Schweickardt, C. Der Wandel des Berufsbilds des Pathologen. In: Knoblauch, H. et al. (Hrsg.) Der Tod, der tote Körper und die klinische Sektion. Duncker & Humblot, Berlin 2010

- Timmermanns, S. Retreat of the Autopsy. In: Knoblauch, H. et al. (Hrsg.) Der Tod, der tote Körper und die klinische Sektion. Duncker & Humblot, Berlin 2010

7.2. Internetquellen

- Akademie für Fortbildung in der Morphologie e.V. (Hrsg.) Zielsetzung Willkommen bei der Akademie für Fortbildung in der Morphologie! *http://www.akademie-morphologie.de/index.php/zielsetzung*

- American Association of Pathologists Assistants (Hrsg.) What is a Pathologists Assistant? *http://aapa.site-ym.com/?page=AboutUs*

- American Society for Clinical Pathology (Hrsg.) The Board of Certification helps you advance your career *http://www.ascp.org/Board-of-Certification*

- Ärztekammer Berlin (Hrsg.) Die ärztliche Leichenschau. *http://www.aerztekammer-berlin.de/10arzt/30_Berufsrecht/08_Berufsrechtliches/04_Praxisorga/Merkblatt_Leichenschau.pdf*

- Association of Directors of Anatomic and Surgical Pathology (Hrsg.) Recommendations for the Supervision of Pathology Assistants. Am J Surg Pathol 30 (2006) Nr.4 *http://journals.lww.com/ajsp/Citation/2006/04000/Recommendations_for_the_Supervision_of_Pathology.16.aspx*

- Ausbildungs- und Prüfungsordung für medizinische Sektions- und Präparationsassistenten (SektAss-APrO) vom 3. August 1984 (GVBl. S. 1209), BRV 2124-2-2, Zuletzt geändert durch Art. 1 § 3 G zur Anpassung des Landesrechts auf Grund der Einführung der Eingetragenen Lebenspartnerschaft vom 15.10.2001 (GVBl. S. 54). *http://gesetze.berlin.de/?vpath=bibdata%2Fges%2FBlnSektAssAPrO%2Fcont%2FBlnSektAssAPrO.P14.htm*

- Bonk, A. et al. Physician Assistant - Schwerpunkt Orthopädie/Unfallchirurgie. Passion Chirurgie 2013 August, 3 (08). Artikel 02_06.
  http://www.dgu-online.de/uploads/tx_news/Passion_Chirurgie_08_2013_Chirurgische_Assistenz_Bonk_ua.pdf

- Bundesärztekammer (Hrsg.) (Muster-)Logbuch über die Facharztweiterbildung Pathologie. Berlin 2011
  http://www.bundesaerztekammer.de/downloads/MLogbuch-23-2-FA-Pathologie.pdf,

- Bundesärztekammer (Hrsg.) Abbildungen und Tabellen zur Ärztestatistik der Bundesärztekammer zum 31.12.2012. Berlin 2013, Tabelle 3.
  http://www.bundesaerztekammer.de/downloads/Stat12Abbildungsteil.pdf

- Bundesärztekammer (Hrsg.) Resolution zur Delegation vom 23.02.2012.
  http://www.bundesaerztekammer.de/downloads/24022012_-_resolution_verbaendegespraech.pdf

- Bundesärztekammer (Hrsg.) Stellungnahme Autopsie -Langfassung-, 2005
  http://www.bundesaerztekammer.de/downloads/AutLang.pdf

- Bundesministerium für Gesundheit (Hrsg.) Daten des Gesundheitswesens 2013
  https://www.bundesgesundheitsministerium.de/fileadmin/dateien/Publikationen/Gesundheit/Broschueren/D aten_des_Gesundheitswesens

- Bundesverband Deutscher Pathologen e.V. (Hrsg.) Zu wenig Pathologen in Deutschland. Pressemitteilung vom 11.03.2009, Pathologen dringend gesucht: 176 offene Stellen im Jahr 2008. Pressemitteilung vom 08.02.2010
  http://www.pathologie.de/aktuelles/bdp-pressemitteilungen/bv-pressemitteilungen-detailansicht/?tx_ttnews%5Btt_news%5D=575&cHash=8e2a2fffcb5471e6841f5a3206c76c90

- Bundesverband Deutscher Pathologen e.V., Deutsche Gesellschaft für Pathologie e.V. (Hrsg.) Anleitung zur Durchführung von Obduktionen in der Pathologie, Version 2.0, 2008
  http://www.dgp-berlin.de/downloads/public/guidelines/anleitungen/Anleitung_Obduktion.pdf

- Cooper, R. (2008) The US Physician Workforce: Where Do We Stand?, OECD Health Working Papers, No. 37, OECD Publishing.
  http://www.oecd-ili-brary.org/docserver/download/5ksqczv3ws5k.pdf?expires=1389797151&id=id&accname=guest&checksu m=FFEB9414F583F56A9DF7AF7BF82A3E54

- Dachverband für Technologen/-innen und Analytiker/-innen in der Medizin Deutschland e.V. (Hrsg.) Europäische Bildungs-Experten drängen auf Akademisierung der MTA-Berufe in Deutschland. Pressemitteilung vom 26.03.2013
  http://www.dvta.de/presse/pressemeldungen/meldung/85-Europaeische-Bildungs-Experten-draengen-auf-Akademisierung-der-MTA-Berufe-in-Deutschland/

- Deutscher Bundestag (Hrsg.) Gutachten 2007 des Sachverständigenrates zur Begutachtung der Entwicklung im Gesundheitswesen. Drs.16/6339 vom 07.09.2007
  http://dipbt.bundestag.de/dip21/btd/16/063/1606339.pdf

- Flintrop et al. Delegation ärztlicher Leistung: Mangel macht vieles möglich. Deutsches Ärzteblatt 105 (2008) Nr. 19
  http://www.aerzteblatt.de/archiv/60046/Delegation-aerztlicher-Leistung-Mangel-macht-vieles-moeglich

- Friemann, J. Obduktionsfrequenz fast auf Null-Linie. In: Die Pathologie im Gesundheitswesen. Gesellschaftspolitische Kommentare 43 (Juni 2002) Sonderheft 3, Bonn
  http://www.pathologie.de/pathologie/broschuerenveroeffentlichungen/gesellschaftspolitische-kommentare/

- Galvis, C.O. et al. Pathologists' Assistants Practice. A Measurement of Performance. Am J Clin Pathol 116 (2001)
  http://ajcp.ascpjournals.org/content/116/6/816.full.pdf+html

- Gesetz zur Regelung des Sektionswesens (Sektionsgesetz) vom 18.06.1996 (GVBl. S. 237), neugefasst durch Gesetz vom 24. 7. 2001 (GVBl. S. 302), zuletzt geändert durch Gesetz vom 15.10.2001 (GVBl. 540).
  http://gesetze.berlin.de/?typ=reference&y=100&g=Bln58021. 13.01.2014

- Grüning, J. Wie viele Sektionen benötigt eine Klinik, um eine effektive Qualitätskontrolle durchführen zu können? Dissertation, Charité - Universitätsmedizin Berlin
  http://www.diss.fu-berlin.de/diss/servlets/MCRFileNodeServlet/FUDISS_derivate_000000013536/diss_j.gruening.pdf?hosts=

- Grzybicki, D.M et al. Use of Physician Extenders in Surgical Pathology Practice. Arch Pathol Lab Med. 128 (2004)
  http://www.archivesofpathology.org/doi/pdf/10.1043/1543-2165%282004%29128%3C165%3AUOPEIS%3E2.0.CO%3B2

- Grzybicki, D.M. et al. National Practice Characteristics and Utilization of Pathologists' Assistants. Arch Pathol Lab Med 125 (2001)
  http://www.archivesofpathology.org/doi/pdf/10.1043/0003-9985%282001%29125%3C0905%3ANPCAUO%3E2.0.CO%3B2

- Grzybicki, D.M., Vrbin, C.M.. Pathology Resident Attitudes and Opinions About Pathologists' Assistants. Arch Pathol Lab Med 127 (2003)
  http://www.archivesofpathology.org/doi/pdf/10.1043/1543-2165%282003%29127%3C666%3APRAAOA%3E2.0.CO%3B2

- Hoffmann, R. Delegation ärztlicher Leistungen. Ein trojanisches Pferd? Der Unfallchirurg 5 (2008)
  https://www.yumpu.com/de/document/view/6098175/artikel-delegation-arztlicher-leistungen-ein-trojanisches-pferd

- *http://en.wikipedia.org/wiki/Diener*

- *http://money.howstuffworks.com/how-to-become-an-autopsy-technician.htm*

- *http://www.duden.de/rechtschreibung/Autopsie*

- *http://www.jobvertise.com/search?query=diener+autopsy*

- Internationale Akademie für Pathologie (IAP), Deutsche Abteilung e.V. (Hrsg.) Die Deutsche Abteilung der Internationalen Akademie für Pathologie und ihre Aufgaben.
  http://www.iap-bonn.de/open/language_id/1/action/standard%3Bdetail/menu/4/M/GXydEw

- Kovski (N.N.) Grenzen der Delegation ärztlicher Tätigkeiten. Einleitung.
  http://www.arbium.de/2012/04/30/grenzen-der-delegation-arztlicher-tatigkeiten/#fnref-87-5

- Marburger Bund (Hrsg.) Delegation ärztlicher Leistungen im Krankenhaus. Die Position des Marburger Bundes.
  http://p151586.webspaceconfig.de/presse/stellungnahme/Positionspapier_Delegation-aerztlicher-Leistung.pdf

- Medizinalfachberufegesetz (MedfaG) geänd. mWv 14. 10. 1990 durch G v. 6. 10. 1990 (GVBl. S. 2149); geänd. mWv 23. 12. 2007 durch G v. 15. 12. 2007 (GVBl. S. 617).
  http://gesetze.berlin.de/?typ=reference&y=100&g=BlnMedfaG

- Murata, T. Pathologists' assistant system in Japan. Rinsho Byori. 2006 Feb;54(2)
  http://www.ncbi.nlm.nih.gov/pubmed/16548241

- N.N. Arztassistenten - echte Hilfe oder verkappte Billig-Ärzte? In: ÄrzteZeitung vom 01.12.2009, Neu-Isenburg
  http://www.aerztezeitung.de/politik_gesellschaft/article/579236/arztassistenten-echte-hilfe-verkappte-billig-aerzte.html

- N.N., Lotsen der Therapie. Der Spiegel, Hamburg 1997, S. 208-212.
  *http://wissen.spiegel.de/wissen/image/show.html?did=8811977&aref=image015/SP1997/046/SP19970460
  2080212.pdf&thumb=false*

- Nemetz, P. et al. Assessing the Autopsy. Am J Pathol 128 (1987) Nr.2
  http://www.ncbi.nlm.nih.gov/pmc/articles/PMC1899625/pdf/amjpathol00143-0164.pdf

- Offermanns, M. Bergmann K.O. Neuordnung von Aufgaben des Ärztlichen Dienstes.
  Bericht des Deutschen Krankenhausinstituts (DKI)
  https://www.dki.de/sites/default/files/publikationen/neuordnung-aerztlicher-dienst_langfassung1.pdf.

- Reilly, T. The Role of Pathologists' Assistants in Anatomic Pathology. In: Australasian Division of the
  International Academy of Pathology Limited (Hrsg.) Newsletter 2007 - Number One.
  http://www.iap-aus.org.au/2007no1.html

- Rieser, S. Arztassistent, bitte übernehmen Sie! Deutsches Ärzteblatt, PP, Heft 8, August 2007
  http://www.aerzteblatt.de/archiv/56576

- Robboy, S.J. et al. Pathologist Workforce in the United States. Arch Pathol Lab Med. 137 (2013)
  http://www.archivesofpathology.org/doi/pdf/10.5858/arpa.2013-0200-OA

- Robert-Koch-Institut (Hrsg.) Epidemiologisches Bulletin 2000 Nr.5
  https://www.rki.de/DE/Content/Infekt/EpidBull/Archiv/2000/Ausgabenlinks/05_00.pdf?__blob=publicationFile

- Schlaake, W. Der Arzt für Pathologie - Eine Richtigstellung.
  In: Gesellschafts-politische Kommentare (43), Sonder-Nr.3, Bonn,
  Verlag Gesellschaftspolitische Kommentare 2002
  http://www.pathologie.de/pathologie/broschuerenveroeffentlichungen/gesellschaftspolitische-kommentare/

- Siebig, J. Übertragung von Heilkunde: Eine schwierige Geburt. Die Krankenversicherung (2011) Nr.11
  http://www.g-ba.de/downloads/17-98-3171/2011-11-DieKrankenversicherung_Heilkunde%C3%BCbertragung.

- Sinard, J.H. et al. Accounting for the Professional Work of Pathologists Performing Autopsies.
  Arch Pathol Lab Med. 137 (2013)
  http://www.archivesofpathology.org/doi/pdf/10.5858/arpa.2012-0012-CP

- Stiftung zur Förderung der Hochschulrektorenkonferenz (Hrsg.)
  Duales Studium – Studieren und Berufserfahrung.
  http://www.hochschulkompass.de/studium/rund-ums-studieren/studienformen/duales-studium.html

- Talbert, M.L. et al. Resident Preparation for Practice. Arch Pathol Lab Med 133 (July 2009)
  http://www.archivesofpathology.org/doi/pdf/10.1043/1543-2165-133.7.1139

- Verband Deutscher Präparatoren (Hrsg.) Berufsprofil.
  http://www.praeparation.de/berufsinfos/berufsprofil/

- Verordnung über die Ausbildung und Prüfung in den Bildungsgängen des Berufskollegs (Ausbildungs- und
  Prüfungsordnung Berufskolleg - APO-BK) vom 26. Mai 1999 i.V.m. § 52 des Schulgesetzes für das Land
  Nordrhein-Westfalen (Schulgesetz NRW - SchulG) vom 15. Februar 2005 (GV. NRW. S. 102).
  https://recht.nrw.de/lmi/owa/br_show_anlage?p_id=20461

- Vollmer, R. How PA's (Pathologist Assistants) help Pathologists. In: Australasian Division of the
  International Academy of Pathology Limited (Hrsg.) Newsletter 2007 - Number One.
  http://www.iap-aus.org.au/2007no1.html

- Wayne State University (Hrsg.) Pathologists´ Assistant
  http://cphs.wayne.edu/program/apa-bs.php